CONSIDÉRATIONS

SUR

# LA NUTRITION DES OS

Paris. — A. PARENT, imprimeur de la Faculté de Médecine, rue Monsieur-le-Prince, 31.

# CONSIDÉRATIONS

SUR

# LA NUTRITION DES OS



PAR

Le Dr Joseph DUPLAN

Ancien élève des Hôpitaux.

PARIS

A. PARENT, IMPRIMEUR DE LA FACULTÉ DE MÉDECINE,

RUE MONSIEUR-LE PRINCE, 31.

1865

A LA MÉMOIRE

DE MON PÈRE ET DE MA MÈRE

---

A MA SOEUR, A MON BEAU-FRÈRE

## A M. LE BARON LARREY

Membre du Conseil de Santé des armées,
Membre de l'Académie impériale de Médecine,
Commandeur de la Légion d'Honneur.

## A M. DEPAUL

Professeur de Clinique d'accouchements à la Faculté de Médecine de Paris,
Membre de l'Académie impériale de Médecine,
Chirurgien des hôpitaux,
Chevalier de la Légion d'Honneur.

## A M. LE D[R] CIVIALE

Membre de l'Institut (Académie des Sciences),
Membre de l'Académie impériale de Médecine.
Officier de la Légion d'Honneur.

## A M. LIÉGEOIS

Professeur agrégé à la Faculté de Médecine de Paris.
Chirurgien des hôpitaux,

*Faible témoignage de ma gratitude.*

## A M. HÉDOUIN

Ancien médecin consultant à Saint-Sauveur.

A LA MÉMOIRE

**DE M. MOREL-LAVALLÉE**

Ancien chirurgien des hôpitaux.

Je prie MM. Velpeau, Nélaton, Follin, Delpech d'agréer ce faible hommage de ma reconnaissance pour leurs savantes leçons et leurs bienveillants conseils.

# CONSIDÉRATIONS

## SUR LA

# NUTRITION DES OS

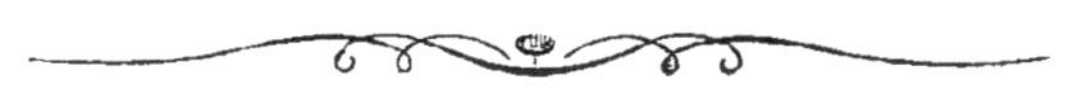

L'étude de la nutrition des os a été l'objet de travaux importants et nombreux, publiés soit en France, soit à l'étranger. C'est que cette question intéresse à la fois le physiologiste et le chirurgien : le premier, en ce que les phénomènes nutritifs du tissu osseux sont difficiles à saisir, à ce point même qu'ils ont donné lieu à de fausses interprétations ; le second trouve dans la connaissance de ces actes l'explication de divers faits se produisant à l'état pathologique.

Mais avant d'aborder la fonction elle-même, examinons d'abord quels sont ses agents et quels sont leurs rapports ; résumons, en d'autres termes, la structure de l'organisme osseux.

## ANATOMIE.

Le tissu osseux est compacte et spongieux, dénominations servant à désigner les états sous lesquels se présente la substance osseuse. Celle-ci est constituée par une substance fondamentale dense, traversée par des canalicules vasculaires et creusée d'un grand nombre de cavités microscopiques, cavités osseuses, corpuscules osseux, lesquels sont pourvus de prolongements creux, très-fins, qui sont les canalicules osseux.

Ces différents éléments, diversement combinés entre eux, sont contenus dans une membrane enveloppante, et renferment à leur tour diverses parties qui, réunies, constituent l'organisme de l'os. Celui-ci présente donc à étudier dans sa structure :

1° La trame osseuse ou substance osseuse;
2° Le périoste ou membrane enveloppante;
3° La moelle;
4° Les vaisseaux et les nerfs.

## SUBSTANCE OSSEUSE OU FONDAMENTALE.

Au point de vue de sa nature, il est certain que les matières salines ne sont pas simplement déposées dans les parties molles de l'os sain arrivé à son développement; mais elles se trouvent bien à l'état solide, unies par une combinaison intime avec le tissu réductible en gélatine, c'est-à-dire avec l'osséine ou ostéine de Robin et Verdeil, substance bien différente de la gélatine qui n'est qu'un produit de sa transformation. L'osséine cependant est de même composition que la gélatine, mais elle en diffère par ses propriétés physiologiques. Dans quelles proportions se trouvent réunis les divers éléments? M. Milne Edwards (1) s'exprime ainsi : « Les analyses que nous

(1) Thèse inaugurale, 1860.

avons entre les mains ne nous autorisent pas à avancer que la composition de l'os est invariable et qu'elle se fait suivant des proportions définies. Peut-être en est-il ainsi? Peut-être, si l'on pouvait examiner un os privé de toutes les matières étrangères qu'il retient toujours, telles que la membrane des canalicules, le contenu plasmatique des corpuscules peut-être, dis-je, trouverait-on une composition toujours la même. Mais ce n'est qu'une supposition à côté de laquelle se trouve un fait: la variabilité dans la proportion des éléments constituants, variabilité trop grande pour pouvoir admettre un composé chimique défini, à proportions invariables, mais aussi trop petite pour pouvoir admettre un simple mélange de matière inorganique et organique. D'ailleurs, si on avait affaire à un simple mélange, la substance terreuse, quand un os commence à se former, devrait venir petit à petit se juxtaposer à la matière organique, et dans le premier point d'ossification d'un os, on devrait trouver moins de substance inorganique que dans un os bien formé. Cependant il n'en est pas ainsi.

« Quand un point d'ossification se forme, ce n'est pas un dépôt de sels calcaires dans la trame de matière cartilagineuse déjà existante, c'est par un phénomène histogénique. La matière organique se dépose en même temps que la matière inorganique, et toutes deux, déjà unies entre elles, apparaissent dans la masse du cartilage qui diffère, par ses propriétés, de la matière animale, existant dans le premier point d'ossification. Il n'y a donc pas ici simple dépôt de sels calcaires, mais substitution de la substance osseuse formée d'osséine et de sels, à une autre substance formée seulement de cartilage. »

On a fait jouer à la proportion de ces divers éléments un rôle très-important pour la nutrition et la résistance de l'os. Ainsi le carbonate de chaux serait en plus grande abondance dans le tissu spongieux, considéré comme le résultat de la raréfaction du tissu compacte en voie d'élimination. Les matières terreuses abonderaient dans les os fréquemment en exercice : l'humérus, le fémur, surtout chez l'homme; chez les animaux dont les membres antérieurs sont le plus en action, c'est dans les os de ces régions qu'abondent les sels calcaires. Cette abondance plus grande des matières terreuses dans le tissu spongieux avait fait admettre que ce qui déterminait le défaut de résistance de l'os des vieillards, c'était la disparition de la matière organique, les sels terreux étant seuls conservés. « Chez l'enfant, dit M. A. Milne Edwards, les produits de la décomposition du tissu osseux doivent être en très-petite quantité; l'os se forme, mais il ne se résorbe que très-lentement, et la circulation, y étant très-active, doit enlever les produits de décomposition presque à mesure qu'ils se forment. Une fois que le tissu osseux est complétement développé, la circulation s'y ralentit; le carbonate qui vient de se constituer peut s'accumuler plus facilement et n'être éliminé que plus lentement. »

Ainsi donc, pour le physiologiste que nous venons de citer, le rapport, entre la matière organique et les éléments inorganiques, n'est pas constant; il explique, par un défaut d'équilibre dans la désassimilation et la résorption, la fragilité plus grande des os chez le vieillard. MM. Nélaton et Sappey étaient arrivés à des conclusions tout à fait opposées. Faisant, en effet, calciner quatre lamelles osseuses prises sur des sujets dans les différents âges, ils ont obtenu, comme résultat, un rapport constant entre la proportion de substance animale et terreuse. Ce rapport, dans les expériences de M. Sappey, a donné 32 : 68.

C'est aussi d'une manière différente que M. Nélaton explique, dans ses *Éléments de pathologie chirurgicale*, la fragilité plus grande du tissu osseux, à un âge avancé. Pour la rapporter à sa véritable cause, dit M. Nélaton, il importe de ne pas confondre l'os et le tissu osseux. Celui-ci croît sans cesse en densité, c'est-à-dire que ce tissu renferme, sous le même volume, un plus grand nombre de molécules osseuses. D'un autre côté, la vascularité diminue avec l'âge, car ces molécules osseuses envahissent peu à peu la place occupée par les vaisseaux. Ainsi donc, chez le vieillard, rapport inverse que dans l'enfance, c'est-à-dire densité plus grande du tissu osseux, diminution de la vascularité. Or, qu'arrive-t-il dans l'os par les progrès de l'âge? Le tissu est résorbé, l'os est plus spongieux par la disparition d'une partie de la trame osseuse; de là, fragilité plus grande de l'os, sans qu'il y ait altération du rapport entre ses éléments constituants, quoique, d'un autre côté, le tissu osseux qui compose l'os, ait augmenté de densité, ce qui ne peut contre-balancer la raréfaction du tissu.

Cette diminution dans la résistance serait due pour Stark à une tout autre cause. Il a trouvé que les os jeunes renfermaient une quantité plus considérable d'eau que des os adultes; qu'il y en avait encore moins chez le vieillard. Ces variations expliquent, dit-il, les différences que l'on observe dans l'élasticité des os à ces divers âges; plus le tissu osseux contient d'eau, plus il est élastique et, par conséquent, moins il est cassant.

Quoi qu'il en soit de sa nature, la substance osseuse présente diverses dispositions pour constituer l'os. Formant des couches concentriques de tissu compacte soit à l'extérieur, soit à l'intérieur de l'os, on la voit se raréfier et constituer le tissu spongieux soit des épiphyses, soit de la partie la plus interne du canal médullaire. Au milieu de cette masse se rencontrent deux systèmes de lamelles: l'un qui a pour centre les canalicules; l'autre entoure les aréoles du tissu réticulaire formant la paroi interne du canal médullaire.

La substance fondamentale, incrustée de sels calcaires renferme les corpuscules osseux ou ostéoplastes que des auteurs ont considéré comme des sels calcaires se montrant là sous forme de dépôts et libres de toute combinaison avec les principes organiques. Or, on sait aujourd'hui que ces prétendus corpuscules ne sont que des cavités microscopiques que rattache un réseau canaliculaire, et communiquant aussi avec les canalicules de Havers. C'est dans l'intérieur de ces cavités que Virchow avait placé sa cellule dont personne n'admet plus aujourd'hui l'existence. Les canaux de Havers ont une direction parallèle à celle de l'os, et s'anastomosent entre eux ainsi qu'avec les canalicules osseux. De cette disposition résulte un système continu de cavités et de canalicules, répandu dans toute la substance de l'os, en tenant compte, bien entendu, du tissu spongieux dont les aréoles représentent les canalicules de la substance compacte.

## PÉRIOSTE.

Formée de tissu fibro-élastique, cette membrane enveloppe l'os de toutes parts, excepté dans les points occupés par les cartilages, et les insertions tendineuses, musculaires et ligamenteuses. Le périoste est uni à l'os par contact immédiat, et par le prolongement des vaisseaux qui, de sa face profonde, pénètrent dans les cavités osseuses. Son adhérence à l'os est plus ou moins intime; aussi son décollement n'est pas, sur tous les points, également facile. Tandis qu'en effet sur la voûte crânienne et palatine, ainsi que sur la face, on le peut décoller facilement; on éprouve des difficultés très-grandes au niveau des membres où cette membrane est confondue avec les insertions musculaires. Il faut alors ruginer et enlever le périoste petit à petit. Sur les enfants, cependant, le périoste est épaissi et moins adhérent, et, par cela, plus facile à décoller. Quand l'os est malade, affecté d'ostéite, de carie, le périoste s'épaissit aussi et adhère moins à l'os sous-jacent.

Considéré comme organe de nutrition et de reproduction de l'os, le périoste est surtout intéressant par les vaisseaux qu'il reçoit et auxquels il emprunte ses propriétés. Disons enfin qu'il reçoit deux ordres de vaisseaux : les uns, propres, lui sont destinés; les autres ne font que le traverser pour pénétrer dans les canalicules.

## MOELLE.

Dans un os arrivé à un certain degré de développement, le microscope nous montre l'élément caractéristique de la moelle, les myéloplaxes, les médullocelles réunis à des cellules adipeuses, et occupant le canal central ainsi que les aréoles du tissu spongieux, et même les autres cavités osseuses. L'os est dans cet état, pour ainsi dire, plongé dans la moelle. En rapport avec les vaisseaux qui lui viennent de plusieurs sources, elle est en contact avec les parois osseuses, sans qu'on puisse trouver de traces d'une membrane enveloppante.

Beaucoup d'auteurs, cependant, ont admis l'existence d'une véritable membrane médullaire. Pour Virchow, par exemple, la prétendue membrane médullaire n'est rien autre chose que la couche la plus résistante, la couche périphérique du tisssu de même nom, dont les cellules ont pris une forme allongée, et l'apparence fibreuse; mais elle est réellementidentique avec les parties centrales du tissu médullaire.

Aussi peut-il admettre la reproduction de l'os par sa membrane médullaire; car cet auteur nous dit que dans certains cas les cellules médullaires peuvent donner naissance à des cellules osseuses (corpuscules), de même que le tissu osseux peut produire et produit sans cesse, en effet, du tissu médullaire, surtout chez le vieillard, d'où encore une cause de raréfaction et de fragilité plus grande des os de ce dernier.

Certains anatomistes la représentent comme constituée par un lascis cellulaire; d'autres en font un tissu formé par quelques rares faisceaux de tissu conjonctif servant de soutien aux cellules de la moelle. Enfin, M. Flourens (1) considère la membrane interne comme un périoste interne se continuant avec le périoste externe. Tour à tour organe de formation et de résorption, chacune de ces deux membranes agirait en sens inverse. Tandis qu'en effet le périoste externe fournit des couches osseuses se superposant, la membrane médullaire résorberait les molécules osseuses centrales, comme aussi le périoste externe détruit, le périoste interne est susceptible de reproduction osseuse. C'est ainsi que ce savant professeur explique la mutation, le tourbillonnement de la matière, phénomènes sur lesquels nous reviendrons à propos de l'accroissement de l'os.

Les faits sur lesquels on s'est appuyé pour admettre l'existence d'une membrane distincte nous semblent devoir être expliqués d'une manière plus sim-

(1) *Théorie expér. de la formation des os.*

ple, plus en rapport avec la nutrition des os. C'est d'ailleurs en traitant la partie physiologique de notre sujet, que nous donnerons la solution de cette question qui n'est qu'un des phénomènes d'entretien et de reproduction de l'os.

## VAISSEAUX.

Les os reçoivent trois ordres d'artères destinées à la moelle, au tissu compacte et au tissu spongieux. Celles qui se rendent à la moelle pénètrent par le trou nourricier, traversent l'épaisseur du cylindre diaphysaire, et se divisant à l'infini tout autour de la moelle, forment un réseau capillaire interne qui s'anastomose avec les vaisseaux des deux autres tissus.

Les artères du tissu compacte traversent le périoste, arrivent dans les canalicules dont elles suivent le trajet, s'anastomosant entre elles et avec le réseau interne ou médullaire, auquel viennent aussi aboutir les vaisseaux du tissu spongieux. Ceux-ci pénètrent par les extrémités des os, formant un réseau intermédiaire aux vaisseaux précédents.

Il résulte de là un double réseau capillaire, l'un externe sous-périostique du tissu compacte, l'autre médullaire ou interne. Ces deux couches réticulaires sont réunies par des vaisseaux qui amènent une diminution dans la rapidité de la circulation osseuse, et jouent, selon l'heureuse expression de MM. Serres et Doyère, le rôle d'un canal unissant les deux bras d'une même rivière, et recevant de chacun une impulsion égale. Ce retard apporté à la circulation nous expliquera, d'une manière assez satisfaisante, les phénomènes si controversés qu'on observe chez un animal soumis au régime de la garance. La stagnation du sang facilitera aussi l'issue du blastème nourricier et reproducteur. Enfin, la communication de ces divers systèmes vasculaires a pour objet d'établir une sorte de solidarité entre les diverses parties élémentaires de l'os.

Les veines suivent le trajet des artères. Elles sont donc en très-grand nombre, et peuvent suffire au travail de résorption, sans l'aide de lymphatiques, qu'on a admis dans les os sans les avoir démontrés.

L'os n'est pas riche en filets nerveux; mais il est constant qu'il en reçoit, car M. Cruveilhier a vu un filet nerveux pénétrer dans le trou nourricier du tibia.

En résumé, l'os est formé par l'union des sels terreux avec l'osséine. Cette substance entoure les canalicules osseux de Havers, les canicules et les ostéoplastes, formant les trabécules du tissu spongieux et le canal central. Le tout est entouré d'un manchon de cette même substance, qui sert de point d'appui au périoste. Toutes ces cavités, creusées ainsi dans la substance fondamentale, sont remplies par des vaisseaux d'origine différente, mais ayant entre eux les connexions les plus intimes; d'autres cavités, surtout dans le tissu spongieux, renferment du tissu médullaire.

---

## PHYSIOLOGIE.

Envisagée d'une manière générale, la nutrition des os nous présente à étudier trois phénomènes principaux : le développement ou la formation des os, leur entretien, leur accroissement dont il faut rapprocher la reproduction osseuse qui se rattache intimement à cette fonction.

### REPRODUCTION DES OS.

Depuis les belles expériences de Troja, Duhamel, Flourens, Ollier, etc., tous les auteurs admettent que l'os se reproduit. Mais les dissidences commencent à s'élever entre eux dès qu'il s'agit de fixer l'agent de cette reproduction. Nous voyons, en effet, désigner tour à tour comme organe exclusif, le périoste, l'os, la susdite membrane médullaire, la moelle et même les parties molles environnantes dans certains cas particuliers.

Troja et Duhamel (1) indiquèrent les premiers cette impertante fonction du périoste. Duhamel n'étudia la production osseuse qu'au point de vue de la formation du cal ; et il admit que le périoste en faisait seul les frais, par l'ossification successive de ses couches profondes qui se reproduisaient comme périoste au fur et à mesure qu'elles devenaient le siége de l'ossification.

(1) *Mém. de l'Acad. des sciences*, 1739.

Sans conclure à l'ossification du périoste lui-même, Blandin dit que le périoste enlevé, l'os ne peut se reproduire. Témoin dit-il, deux cas d'extirpation du maxillaire inférieur où le périoste ayant été détruit, on ne trouva aucun atome d'os. Et cependant, en opposition avec ces faits négatifs, Blandin cite lui-même un cas de résection de la clavicule faite par lui, où sans conservation du périoste, l'os s'est reproduit.

Enlevez l'os en conservant le périoste, et le périoste conservé vous rendra l'os; telle est la proposition énoncée par M. Flourens. Vraie dans les expériences physiologiques, dans la nécrose où le périoste augmente de vitalité, s'épaissit, et reproduit consécutivement un nouvel os, cette proposition n'est plus applicable quand on s'écarte de ces circonstances pathologiques. Qu'un os éprouve une solution de continuité, qu'il soit le siége d'inflammation, de tubercules, etc., le périoste pourra-t-il reproduire l'os, avec ses formes, ses dimensions physiologiques? Évidemment non. Il est des conditions indispensables que doit présenter la membrane périostique, et d'autres non moins utiles placées sous la dépendance de l'état général du sujet.

La première condition, c'est que le périoste soit sain, ou qu'il puisse le devenir; qu'il ne soit le siége ni de fongosités, comme cela s'observe autour des caries anciennes, ni de gangrène, ni de cancer, etc., enfin d'aucune affection pouvant enrayer sa vitalité. La reproduction est surtout rapide dans les os longs. Les os courts sont aussi reproduits par le périoste

(M. Ollier a montré un calcanéum et un cuboïde obtenus par le périoste conservé), mais dans un temps plus long. Enfin, les os plats sont ceux qui exigent le plus long délai. Ces différences dans la longueur du travail sont autant de circonstances dont il faut pratiquement tenir compte, comme aussi ne pas espérer la reproduction des extrémités osseuses que le périoste n'a pas pu fournir.

Sous le rapport de l'état général, il est clair que chez les sujets jeunes et vigoureux dont le périoste est sain, on obtient une bonne réparation. Au contraire, chez les individus épuisés, cachectiques, dont le blastème périostique est mal organisé, la reproduction fait défaut. L'érysipèle, les fièvres éruptives, etc., sembleraient arrêter le travail de régénération, au dire de M. Ollier.

Il faut donc, pour que l'os se reproduise dans les meilleures conditions, que le périoste ait une certaine épaisseur, une certaine vitalité ; c'est pourquoi le périoste irrité, gonflé, hypertrophié, est plus propre à faire du tissu osseux, mais cela n'est cependant pas indispensable dans tous les cas. Le sujet sera maintenu dans un milieu sain, hygiénique, sa santé générale sera bonne avec absence de phénomènes fébriles dans les jours qui suivront l'opération.

Ces circonstances heureuses étant données, le périoste reproduit l'os, et il possède seul cette aptitude, du moins pour certains auteurs. M. Flourens, en effet, n'admet la reproduction de l'os que par le périoste externe, qui peut, il est vrai, être suppléé par le périoste interne. Mais ce dernier n'étant, selon son opinion, que la continuation du périoste externe, il s'ensuit que sa participation dans l'acte de reproduction de l'os ne constitue pas une exception au monopole du périoste. Et d'ailleurs, dans le cas où ce savant professeur a vu la tête de l'humérus se reproduire sans conservation du périoste, c'est, dit-il, que le périoste s'est d'abord régénéré, et consécutivement l'os lui-même. Grâce à cette explication, il a pu dire que l'os se reproduira même avec absence du périoste. Cette ingénieuse supposition est complétement contredite par les expériences de M. Ollier qui ne voit pas, dans cette reproduction, du périoste véritable. Qu'un os, en effet, soit dénudé, il apparaît bientôt de la lymphe plastique exsudée des vaisseaux les plus voisins. Cette lymphe s'organise, devient une membrane véritable. Or, M. Ollier transplante cette membrane avec toutes les précautions qu'il emploie pour le périoste, et il n'obtient pas de production osseuse. Si c'eût été du périoste transplanté avec sa couche profonde, il eût fourni une ossification de même forme que celle de la nouvelle membrane.

M. Ollier (1), tout en voyant dans la membrane périostique l'agent de la reproduction de l'os, reconnait à la vérité au tissu osseux la faculté de produire des végétations osseuses, lamelles sans forme déterminée, comme l'os fourni par le périoste. (Symes faisait d'ailleurs, en 1837, une expérience dans laquelle il enleva d'un côté le périoste, tandis que cette membrane était conservée de l'autre côté. Ici, l'os s'est

(1) *Recherches expér. sur la reproduct. des os.*

reproduit ; là, au contraire, on ne trouvait que quelques noyaux osseux. Le périoste avait donc servi à reproduire la forme de l'os.) On se trompe, dit le même auteur, en soutenant que dans la résection du maxillaire supérieur, il se reproduisait du tissu osseux alors que le périoste était enlevé, et que dans les cas où on conservait cette membrane, l'os pouvait ne pas mieux se produire. C'est qu'on a confondu deux choses : la formation d'un tissu fibreux dur, résistant comme le tissu osseux et la reproduction de l'os lui-même, régénération qui ne peut se faire qu'à l'aide du périoste. D'ailleurs, l'erreur est rendue plus facile, grâce au rapprochement des deux maxillaires qui, dans le cas où le périoste n'est pas conservé, se soudent à l'aide d'un tissu fibreux qui ne vaut pas l'arc osseux que fournirait la membrane périostique disséquée, arc osseux qui obvierait aux déformations consécutives.

Mais c'est surtout dans les greffes osseuses, alors que le périoste a été transplanté, que la question est précisée par M. Ollier (1). « Le périoste protége la vitalité du tissu osseux qu'il entoure, fournit à sa nutrition et à son accroissement, il continue, en un mot, de remplir les fonctions qui lui sont normalement dévolues. Ce qui le prouve immédiatement, c'est le défaut d'accroissement vis-à-vis des parties de l'os transplanté, qui ont été dépourvues de leur périoste, et la présence sur les autres points d'une couche de nouvelle formation, d'autant plus épaisse que la

(1) *Loc. cit.*

greffe s'est opérée depuis longtemps et dans les meilleures conditions de vitalité. Bien plus quand la greffe ne réussit pas complétement, l'os peut se nécroser et le périoste continuer de vivre et de reproduire un nouvel os ou du moins des noyaux osseux, au lieu et place de l'os nécrosé. » Le périoste est le tissu qui contracte le plus facilement des adhérences, ce qui tient à la couche en voie d'organisation qui tapisse sa face interne; aussi, fait remarquer l'habile chirurgien de Lyon, serait-il peut-être utile, après les amputations, de recouvrir le bout de l'os et d'en boucher le canal médullaire avec un lambeau de périoste, soit circulaire, soit latéral.

Cette aptitude à la greffe que nous présente le tissu osseux, ne s'éteint pas avec la respiration et la circulation. Le même expérimentateur a transplanté des os jusqu'à une heure après la cessation des battements du cœur chez l'animal qui les fournissait, et il a réussi à leur faire reprendre vie, puisque cinq mois après la transplantation, il a pu faire pénétrer une injection dans le canal médullaire. Mais, pour obtenir un résultat aussi heureux, il faut, dit M. Ollier, certaines conditions particulières. La plus importante est d'éviter la dessiccation du lambeau périostique; il est indispensable de le tenir dans un milieu humide, après la cessation de la respiration et de la circulation. Le périoste conservera ainsi une vie latente qui deviendra sensible, si on le place dans des conditions propices, par exemple, sous la peau d'un animal de même espèce.

Cette faculté de reprendre vie après transplantation n'est pas bornée aux lambeaux périostiques. Bert avait greffé une queue de rat sur le dos du même animal. Brown-Séquard nous dit avoir vu réussir la greffe d'une queue de jeune chat sur la crête d'un coq, l'adhérence était devenue complète, et l'animal n'en éprouva aucune espèce d'accident. Ainsi la greffe peut s'exercer pour le périoste comme pour l'os, sans autres difficultés que celles qu'on éprouve pour les parties molles.

Il résulte des faits que nous venons d'examiner, que le périoste reproduit l'os, même lorsque la transplantation s'est opérée. C'est que le périoste continue à vivre au milieu des tissus dans lesquels il se trouve placé. La circulation s'y rétablit, si l'on opère sur des animaux de même espèce; au contraire, le lambeau se gangrène si l'on choisit des animaux d'espèces différentes. Quant à la manière dont s'opère la reproduction, quant au phénomène intime, il ne diffère en rien de ce qui se passe dans la génération du tissu osseux, que nous examinerons après avoir étudié les fonctions de l'os lui-même.

Cette faculté reproductrice appartient non-seulement au périoste, mais encore à l'os et à la moelle. Pour ces deux derniers, les phénomènes sont plus difficiles à saisir, comme aussi il est peu aisé de connaître la part qui revient à chacun dans la reproduction de l'os. Charmeille, en reconnaissant que le périoste fournit l'os plus rapidement, admettait et avait prouvé la reproduction osseuse sans membrane périostique. Enfin, Troja enlève le périoste dans une certaine étendue, applique des topiques émollients, et voit l'os se cicatriser sans perte de substance. S'il emploie des topiques irritants, il se produit de la nécrose, exfoliation de l'os. Troja a donc obtenu du tissu osseux par l'os lui-même. Ce résultat a été obtenu par M. Flourens (1). Ce dernier, en effet, reconnaissant que le périoste produit l'os, en conclut qu'il pourra obtenir de l'os partout où il aura du périoste, c'est-à-dire, partout où il pourra le conduire. D'après cette idée, ce savant physiologiste perce un os et y introduit une canule d'argent. « Bientôt le périoste s'est introduit dans cette canule, puis s'y est épaissi, gonflé, il y est devenu cartilage, puis il y est devenu os. L'os qui s'est produit a pris la forme et la direction de la canule. »

Or, M. Flourens nous semble avoir appelé périoste l'exsudation blastodermique fournie par les vaisseaux du tissu osseux lui-même. Nous verrons d'ailleurs que M. Flourens désignait sous le nom de périoste interne un organe qu'il n'appréciait que par ses effets, c'est-à-dire l'ossification et la résorption, phénomène que nous rapportons aux vaisseaux tant du tissu osseux que du tissu médullaire. Pour nous, l'expérience de M. Flourens prouve clairement que le tissu osseux est susceptible de produire de l'os; il pourra donc suppléer le périoste.

Les phénomènes de reproduction par le tissu osseux ne sont pas aussi bien déterminés que pour la membrane périostique. Il est difficile de séparer l'action de l'os de celle du périoste; on ne peut en effet

(1) *Loc. cit.*

isoler l'os pour le faire reproduire. Mais on peut ruginer l'os, enlever le périoste et une couche d'os, sans atteindre la moelle; le travail réparateur qui se fait en pareil cas, plus lent, plus tardif, ne peut guère être rapporté qu'au tissu osseux.

Quant à la moelle, elle agira de deux façons pour produire du tissu osseux ; et d'abord elle agira par les nombreux réseaux qui l'entourent ; il se passe là le même phénomène que pour le tissu osseux. Outre cette action qui ne lui est pas propre, la moelle peut subir une transformation osseuse. M. Ranvier (1) nous dit en effet que les diverses cellules propres au tissu médullaire peuvent subir la transformation embryonnaire, et par conséquent fournir l'élément caractéristique du tissu osseux, c'est-à-dire l'ostéoplaste. Nous ne parlerons que de la propriété que la moelle possède par les vaisseaux.

Enfin faut-il admettre que l'os ne puisse se produire que par ces trois sources : le périoste, l'os et la moelle? Et cependant les parties molles fournissent une exsudation qui se mélange à celles des autres parties, et il ne nous répugnerait en rien d'admettre que l'ossification puisse se faire tout aussi bien dans l'exsudat des parties molles, si cette exsudation vient au contact du corpuscule fourni par les vaisseaux du tissu osseux.

## GÉNÉRATION OSSEUSE.

L'os peut succéder au cartilage, ou bien la période

(1) *Développement du tissu osseux*, 1865.

de cartilaginification n'est pas nécessaire, les éléments osseux se forment d'emblée.

Quelle est la série des transformations que doit subir le cartilage; que deviendront ses éléments constitutifs, enfin qu'elle sera l'origine des ostéoplastes et des sels terreux ? Plusieurs théories sont en présence : Kölliker, M. Rouget ne voient dans la production de l'os aux dépens du cartilage, qu'un développement osseux des éléments cartilagineux, par une simple transformation d'éléments.

Pour Virchow, c'est un degré d'organisation plus complet de la substance conjonctive, qui, au lieu de rester fibreuse ou cartilagineuse, devient tissu osseux.

Muller, lui, attribue le tissu osseux vrai à la sécrétion par le cartilage d'un produit nouveau qui ne serait autre que la substance fondamentale du cartilage ayant subi la calcification.

M. le professeur Robin admet que les capsules cartilagineuses devenant le siége de dépôts calcaires, seront transformées, par substitution ou envahissement, en corpuscules osseux.

Enfin, pour M. Ranvier, « cette période ne commence qu'au moment où les vaisseaux pénètrent dans les espaces médullaires. Ces espaces médullaires présentent des dépôts calcaires au milieu desquels sont des cellules médullaires subissant la transformation en ostéoplastes.

La période de cartilaginification n'est pas indispensable pour la production des ostéoplastes. M. Bruck, dans un mémoire présenté à l'Académie des sciences, dit qu'il « regarde comme incontestable que le tissu osseux dans tous les vertébrés se forme par épigénèse, c'est-à-dire par couches successives qui sont osseuses dès leur apparition, soit à l'intérieur, soit à l'extérieur du cartilage. La prétendue ossification du cartilage ne produit jamais de l'os; ce n'est toujours qu'un cartilage imprégné de substance calcaire, dont les cellules ne changent pas de forme et ne se transforment jamais en corpuscules sadiaires anastomotiques. »

D'un autre côté, M. Ollier nous enseigne que l'ossification peut se montrer d'emblée; d'autres fois elle peut être le produit de la transformation du cartilage. Cet auteur a étudié ces phénomènes sur des exsudations blastodermiques provenant du périoste, dans le cas de régénération osseuse, comme aussi dans le développement osseux des transplantations périostiques. Dans le premier cas, le premier phénomène observé c'est la présence d'une plus ou moins grande quantité de sang dans l'intérieur du tube périostique; en même temps que se produit l'esxudation du blastème ossifiable formé d'abord de noyaux libres dans une matière amorphe. C'est là que se montrent les cellules de cartilage envahies bientôt par la matière calcaire. Cette première jetée cartilagineuse terminée, l'os se développe comme précédemment.

Quand la transformation cartilagineuse a lieu dans les os hétéropiques, elle marche avec rapidité, au fur et à mesure que le périoste fournit des couches de blastème ; d'abord mou, grisâtre, il acquiert peu à peu l'aspect et la consistance des os normaux.

Outre le mode d'ossification par le cartilage, il en est un autre qui se produit aux dépens de la couche conjonctivale du périoste. D'abord la couche interne et la plus vasculaire de cette membrane se tuméfie, on voit apparaître les ostéoplastes, ainsi que des dépôts calcaires. De nouvelles couches se forment successivement jusqu'à la formation complète de l'os. On pourrait du reste le prévoir, puisque normalement il n'y a pas de catilage sous le périoste et que les diaphyses croissent en épaisseur par l'ossification directe du blastème sous-périostal. Dans tous les cas, les os ainsi développés sont à leur début, plus ou moins adhérents aux organes voisins ; leur périoste, par sa face externe, n'est pas aussi distinct du tissu cellulaire environnant que le périoste des os normaux ; ainsi il adhère souvent aux gaînes musculaires sur lesquelles ils finissent par glisser, grâce à la présence d'un tissu cellulaire lâche, qu'on pourrait considérer comme le rudiment d'une bourse séreuse. Notons enfin que, dans le plus grand nombre des cas, et principalement pour les membres inférieurs, l'os nouveau se compose d'un tube volumineux avec un large canal médullaire. Il est percé de trous plus ou moins grands, présente un certain degré de solidité, mais n'a ni la structure ni la densité de l'os ancien. Il n'a même pas sa vitalité, car il se nécrose avec plus de facilité.

## ACCROISSEMENT ET ENTRETIEN.

Tous les physiologistes actuels admettent que l'os croît et se nourrit, mais ils sont loin d'être d'accord sur la matière dont s'accomplissent ces phénomènes.

Pour les uns, la nutrition de l'os n'a lieu que par le renouvellement continuel des matériaux qui le constituent ; pour les autres, au contraire, ce phénomène n'existe pas. Chacune de ces opinions est vraie, selon que l'on examine l'os à un degré plus ou moins avancé de son développement.

Pour démontrer que l'accroissement en grosseur a lieu par couches superposées, M. Flourens entoure un os d'un fil de platine ou d'une simple lame placée entre l'os et le périoste, et il les voit se recouvrir de couches successives, à ce point que ces corps étrangers finissent par atteindre le canal médullaire. Faisant ensuite deux trous dans lesquels il place des clous d'argent, aux deux extrémités d'un tibia, il voit que la distance qui sépare ces deux trous n'a pas changé, quoique l'os aït augmenté de longueur. Le physiologiste conclut de là que l'os ne croît pas en longueur par l'extension de son tissu, mais par l'apport de couches juxtaposées aux extrémités fournies par le fibro-cartilage, c'est-à-dire le périoste à l'état de fibro-cartilage, qui sépare l'os de l'épiphyse. A mesure que l'os augmente de longueur, cette épiphyse se déplace, s'éloigne de plus en plus. Ce n'est pas la même tête qui s'éloigne, mais ce sont des têtes diverses qui successivement sont formées pour être résorbées, et résorbées pour être reproduites.

Le régime de la garance auquel M. Flourens a soumis ses animaux lui a servi à confirmer ses assertions. Les cercles rouge et blanc, suivant que l'animal a mangé de la garance pendant un certain temps, puis a été remis au régime ordinaire, prouveraient l'accroissement de l'os par couches superposées. Et, comme en examinant cet os après en avoir fait une section longitudinale, on voit que la coloration n'atteint pas l'extrémité des épiphyses, c'est que de nouvelles couches se sont juxtaposées aux extrémités de l'os. En résumé, M. Flourens (1) a-t-il pu dire « que l'os change continuellement de corps et de tête pendant qu'il s'accroît, et, pour mieux dire, ce n'est pas le même os qui s'accroît, mais une suite d'os qui disparaissent et une suite d'os qui se forment; et dans tout ce renouvellement de la matière, la forme change très-peu. Là est une des premières et fondamentales lois qui régissent les corps vivants. Dans tout ce qui a vie, la forme est plus persistante que la matière, qui n'est, suivant l'expression de G. Cuvier, que dépositaire des forces de la vie. »

Muller (2) n'est pas moins explicite que M. Flourens, et il affirme que les os eux-mêmes, qui semblent être ce que l'économie animale renferme de plus stable, sont soumis au renouvellement de la matière. Telle serait l'origine des cellules dans les os, celle

(1) *Loc. cit.*

(2) *Manuel de physiol.*, trad. Jourdan.

des sinus frontaux sphénoïdaux dans l'enfance, etc. On ne peut comprendre, dit-il, l'agrandissement des cavités des os, à mesure que ceux-ci croissent, ou en général l'accroissement de ces organes si solides et les changements que leur forme subit aux diverses époques de la vie, qu'en admettant un renouvellement perpétuel de matière, en supposant qu'il y a incessamment soustraction d'atomes osseux sur certains points et apposition d'autres atomes osseux sur certains autres.

M. Longet (1) reste indécis, et il se demande « jusqu'où s'étend le renouvellement de la matière dans les corps vivants. Est-il restreint aux fluides organiques qu'il atteint nécessairement, ou bien s'exerce-t-il aussi dans la trame solide des tissus ? »

L'os croît donc en grosseur par des couches de nouvelle formation dont le périoste fournit les éléments, comme le fibro-cartilage, situé entre la diaphyse et l'épiphyse, augmente sa longueur par son ossification. Ces faits ne peuvent à eux seuls démontrer l'échange, le renouvellement de la matière, puisque lorsque l'animal est jeune, comme aussi lorsqu'on transplante le blastème périostal, l'os se forme ainsi ; mais si l'os était déjà développé, les mêmes phénomènes se montreraient-ils ? Examinons pour cette solution les effets produits par le régime garancé sur les animaux qui y sont soumis.

Et d'abord, le régime de la garance donne une couleur rose à tous les organes, si ce n'est à la sub-

(1) *Traité de physiol.*

stance blanche du cerveau, aux cartilages et aux tendons. Mais, tandis que cette teinte est fixe dans les os, elle n'appartient qu'au sang dans les autres parties. Cette coloration des os n'a pas le moindre rapport avec la nutrition de ces organes; elle tient seulement à ce que la matière colorante répandue dans le sang est déposée dans les os par les vaisseaux qui y amènent ce liquide. La fixité de la teinte du tissu osseux est due à la formation d'un précipité de matière colorante et de phosphate, à une laque.

Si l'on administre de la garance à un jeune animal dont les os se développent, la coloration est générale; si l'animal a quelques mois, la coloration ne s'étend qu'à certaines couches. Cette différence dans les résultats est liée uniquement à la vitalité de l'os et ne peut en rien prouver les propositions de renouvellement constant de la matière. Chez les jeunes animaux, nous savons que la circulation est très-active dans le tissu osseux au moment de son développement. Les vaisseaux communiquent très-librement, les matériaux sont apportés avec tant de facilité que la résorption s'opère sur les produits de la décomposition. C'est d'ailleurs à cette activité plus grande de la circulation que nous avons rapporté la différence qui existe sous le rapport de la proportion des sels terreux entre l'os de l'enfant et celui des adultes ou des vieillards. Si le sang circule avec activité sur tous les points de l'os, la matière colorante peut être déposée sans distinction d'endroit, mais on la verra persister beaucoup moins longtemps que sur les os adultes. Hunter, en admettant que le développement des os était dû aux matériaux apportés par les artères et que les produits de décomposition étaient enlevés par les absorbants, indique bien mieux le fait intime de la nutrition osseuse que M. Flourens admettant son tourbillonnement vital. Et cependant dans l'os jeune il y a accroissement, il y a apport et résorption de molécules osseuses comme dans les autres tissus vivants. Mais si ce phénomène de va-et-vient est sensible dans le jeune animal, il est loin d'être aussi clair sur l'adulte.

La garance, avons-nous dit, ne produit qu'une coloration partielle, que MM. Serres et Doyère (1) rattachent à la disposition des réseaux capillaires. La couche blanche, disent-ils, doit être considérée comme leur limite respective. Le sang n'arrive dans les capillaires de cette couche blanche qu'après avoir traversé des capillaires où ce fluide a circulé assez lentement pour se dépouiller à son passage de toute la matière colorante qu'il contenait. Cette stagnation du sang est d'ailleurs en rapport avec l'exiguïté des capillaires qui doit opposer à l'écoulement un obstacle considérable, en même temps qu'avec l'abouchement des deux systèmes vasculaires, d'où résulte entre eux une diminution de circulation, comme nous l'avons d'ailleurs déjà examiné. Ces mêmes savants firent enfin une expérience décisive : « Un pigeon âgé d'au moins quatre mois fut nourri à la garance pendant un mois. On amputa alors l'aile gauche. L'animal fut remis au régime ordinaire, et huit mois après on am-

(1) *Annales des sciences nat.*, 2e série, t. XVI.

puta l'aile droite. La teinte des deux ailes était absolument la même, légèrement rosée. On comprend qu'il en fut ainsi pendant le premier mois où l'animal a pris de la garance. Mais, depuis huit mois qu'il n'y était plus soumis, l'aile droite aurait dû se décolorer en tout ou en partie, si le tourbillonnement vital, si la mutation, le renouvellement des molécules était vraiment une réalité. »

Ainsi donc : chez l'enfant, accroissement produisant jusqu'à un certain point un renouvellement de matière; dans les os adultes, le mouvement de nutrition est bien indépendant du mouvement d'accroissement qui cesse à un moment donné. Les vaisseaux sanguins si multipliés, ayant entre eux les connexions les plus intimes, déversent leur exsudat régénérateur, comme les capillaires pourront résorber les produits de décomposition.

---

L'os s'accroît et se développe par la production de molécules osseuses de nouvelle formation. Cette fonction, qui constitue à proprement parler la nutrition des os, s'accomplirait par sécrétion ou transformation du périoste, du tissu osseux ou de la moelle. Mais il nous semble qn'on a par trop laissé de côté le système vasculaire, et qu'on ne lui a pas accordé la part qui lui revient dans la nutrition de l'os.

La preuve de ce fait nous paraît être fournie par la disposition des couches osseuses par rapport aux vaisseaux. Ces couches affectent des positions déterminées, variant suivant les tissus où se rendent les vaisseaux, mais se rattachant toutes par une circonstance commune, à savoir : leur forme circulaire.

Quand on examine la coupe d'un os adulte, on voit qu'il présente trois dispositions de couches : les couches canaliculaires, les couches formant le manchon périostique, les couches médullaires ou centrales.

Au milieu de la substance osseuse se trouvent les canalicules entourés d'une suite de couches lamellaires, concentriques, au milieu desquelles se trouvent les vaisseaux. Ces couches concentriques séparées les unes des autres dans un os à peine vasculaire, sont au contraire très-nombreuses dans l'os de l'adulte. Chez ce dernier, en effet, le tissu osseux et la moelle reçoivent plus de vaisseaux que chez l'enfant. Le périoste au contraire chez l'enfant est doué d'une vitalité plus grande que celui de l'adulte; aussi voit-on les canalicules, peu abondants chez l'enfant, le devenir de plus en plus chez l'adulte. Chez le bœuf, dont les os sont aussi peu vasculaires, les canalicules sont aussi très-peu abondants relativement au volume de l os. Ainsi voilà des lamelles concentriques, dont le centre est occupé par des vaisseaux, et dont la formation ne peut s'expliquer que par l'exsudation du vaisseau, exsudation qui s'organise peu à peu : les couches les plus anciennes sont repoussées au dehors par les couches nouvellement formées, phénomène tout à fait analogue à ce qui se passe dans les tiges des dicotylédonés, où la couche de l'année repousse la couche de l'année précédente.

Comment se comportent les vaisseaux de la moelle? Cet organe, avons-nous dit, est renfermé dans le canal médullaire, en même temps qu'en partie dans les cellules du tissu spongieux qui circonscrivent le canal central. Chacune de ces aréoles est formée par des couches qui ont pour centre celui de la cellule. Or les cellules sont occupées par des vaisseaux médullaires; ces cellules sont donc de même forme que les couches canaliculaires, et ce qui le prouve encore, c'est que ces couches sont bien distinctes, circonscrivant la cellule, et ne se confondant pas, même aux points d'intersection, avec les couches des cellules voisines. Ces vaisseaux médullaires en ont longtemps imposé pour une membrane interne ou périostique. Les auteurs qui en ont admis l'existence se sont appuyés sur sa fonction de résorption et d'exsudation de matériaux osseux. L'explication de ces deux attributs nous semble résulter de la présence des vaisseaux médullaires susceptibles de fournir l'exsudat ossifiable, et dès lors de suppléer le périoste détruit, comme aussi susceptible de produire la résorption des molécules osseuses et partant de favoriser l'agrandissement du canal central

Enfin, quand on examine le périoste et les vaisseaux qu'il reçoit, l'analogie, quoique moins apparente au premier abord, n'en est pas moins sensible. En effet la membrane périostique reçoit des vaisseaux propres qui fournissent une exsudation qui s'ossifie partout où elle a pu pénétrer. Ainsi se forment ces lames qui entourent l'os, lames concentriques qui ne renferment pas leurs vaisseaux à leurs centres, à cause de la résistance qu'offre le périoste contre la face interne duquel sont logés les vaisseaux. L'ossification n'en est pas moins circulaire, et en couche comme on l'observe pour les canalicules. Ce qui prouve encore cette comparaison, c'est qu'on ne rencontre les divers systèmes de lamelles que dans les os d'un certain volume. Dans les os plats par exemple, les canalicules sont en très-petit nombre; enfin, dans le crapaud, l'os n'est constitué que par un tube périostique, représentant un grand canalicule dont les couches concentriques sont fournies par le périoste (fig. IV).

Le périoste peut donc ainsi être considéré comme reproducteur des os, alors même qu'il a été transplanté. Dans ces conditions, la membrane périostique a conservé les vaisseaux qui tapissent sa face interne; ceux-ci se réuniront aux vaisseaux qui tapissent sa face interne; ceux-ci se réuniront aux vaisseaux de la région où se fait la transplantation, et conserveront ainsi leur propriété d'exsudation. Ce qui se passe d'ailleurs pour le périoste a lieu aussi pour les os, et c'est ainsi que peuvent s'expliquer les curieuses expériences de Bert et de Brown-Séquard.

Mais par quel phénomène a lieu la transformation osseuse de l'exsudat vasculaire? Disons d'abord qu'ici, comme dans la nutrition de tous les organes, un fait nous échappe, c'est le phénomène intime de la nutrition. Pourquoi le vaisseau livre-t-il ici la fibrine ou la musculine, là le phosphate de chaux? Du moins, il nous est permis d'apprécier les conditions à l'aide desquelles la transformation osseuse peut se faire. La condition indispensable, c'est que l'exsudat soit au contact de la substance osseuse. Faut-il admettre, comme certains auteurs le veulent, que l'exsudation, même des vaisseaux du tissu osseux, ne soit pas susceptible de s'ossifier seule, et qu'il faut qu'elle rencontre les corpuscules osseux à l'état embryonnaire, situés le long des vaisseaux. M. Flourens cependant a obtenu l'ossification dans les canules d'argent qu'il plonge dans l'os, phénomène qu'il rapporte au périoste, mais qui pour nous se rattache simplement à l'exsudation des vaisseaux du tissu osseux. Partout où se répandra ce blastème, il y aura formation de tissu osseux; et c'est ainsi que s'expliquera l'existence des stalactites, des dépôts osseux dans les muscles, etc. Cette exsudation sera, dans tous les cas, le résultat de l'affinité de la substance osseuse pour l'osséine et le phosphate de chaux.

Ainsi, la moelle, le tissu osseux et le périoste sont donc les agents producteurs de l'os, mais à la condition que leurs vaisseaux seront respectés, comme ces mêmes vaisseaux deviendront les agents de la résorption des matériaux qui ont servi à la nutrition.

Ces phénomènes nous expliquent ce qui se passe dans l'os aux divers âges.

L'os de l'enfant s'accroît parce que la circulation y est plus active, les vaisseaux plus nombreux, eu égard au volume de l'os. Il y a apport de matériaux plus nombreux que la désassimilation n'en fait éliminer, autrement dit, l'assimilation l'emporte sur la désassimilation.

Chez l'adulte, l'os reste le même, il y a équilibre entre ces deux fonctions.

Enfin, chez le vieillard dont la vitalité osseuse diminue, la désassimilation l'emporte sur l'assimilation. Le torrent circulatoire renferme alors plus de sels calcaires que chez l'adulte et l'enfant. Or, nous savons que le tissu osseux est résorbé de toutes pièces ; il passe donc plus de phosphate de chaux qu'il n'y en avait dans les artères nourricières. On ne peut s'empêcher de rapprocher de cette résorption le fait de l'ossification des artères, comme aussi la formation dans les vessies prédisposées des calculs phosphatiques.

Le produit de la désassimilation chez l'enfant est le carbonate de chaux qui, seul, est résorbé, tandis que chez le vieillard c'est surtout du phosphate de chaux qui est repris sans avoir subi la désassimilation. Non-seulement l'os ne s'approprie rien, mais encore ses molécules osseuses sont résorbées de toutes pièces, de là la fragilité plus grande des os à un âge avancé.

Ces phénomènes nous permettront d'apprécier quelques modifications qui se produisent à l'état pathologique dans la marche régulière des actes nutritifs. L'absorption ou la résorption, l'assimilation ou la désassimilation, etc., venant à s'opérer dans des conditions anormales, ou bien certains de ces phénomènes venant à cesser pendant que les autres persistent, la fonction de nutrition est altérée, et l'on peut voir survenir un grand nombre d'affections osseuses se rattachant à l'os lui-même, soit directement, soit par l'intermédiaire d'un état préexistant ou diathésique. Résumons à grands traits quelques-uns des phénomènes anatomiques que présentent un certain nombre de ces lésions osseuses.

Le premier phénomène qu'on observe dans l'ostéite c'est la présence de taches témoignant d'une circulation plus active, en même temps que de la raréfaction du tissu osseux. Sous l'influence de la poussée inflammatoire, l'ondée sanguine arrive plus forte, il s'accumule plus de sang dans l'os. Nous savons déjà combien le mouvement sanguin est lent dans le système osseux. De cette double cause résulte la stagnation du sang dans les vaisseaux qui, se dilatant, viennent en contact avec les parois osseuses qui les entourent et contre lesquelles les parois vasculaires sont comprimées par l'ondée sanguine. L'exsudation ne peut pas se produire, l'os ne reçoit rien dans la partie voisine de ce vaisseau; la résorption, au contraire, continue, enlève des molécules osseuses, d'où la raréfaction du tissu. La résorption l'emporte sur l'absorption, fait qu'on peut rapprocher, à part la cause, de ce qui se produit chez le vieillard.

Les stalactites qui s'observent souvent au début de l'ostéite tiennent à ce que l'exsudation a pu se produire, mais d'une manière bien irrégulière, dans un point probablement où la paroi vasculaire n'appuyait pas contre l'os.

Le même phénomène se produit encore dans le cas où un os est comprimé par une tumeur du voisinage. Doit-on admettre alors que la résorption se fait mécaniquement, c'est-à-dire que la tumeur refoule les molécules osseuses et les force à pénétrer dans les vaisseaux ; ou bien n'est-il pas plus logique de croire que ce contact, cette pression, déterminent une inflammation lente, d'où la raréfaction de l'ostéite? La circulation augmente dans l'os, les vaisseaux fonctionnent plus activement, du moins pour la résorption, car la pression de la tumeur met obstacle au dépôt de l'exsudat nutritif. Il est vrai que dans ces cas les phénomènes de désassimilation marchent avec une lenteur extrême, surtout si on les compare à ceux des autres tissus. La cause en est dans la vascularité, ou du moins dans la vitalité faible du tissu osseux, relativement à celle des autres organes.

Ainsi, pour nous, c'est à la pression et à l'augmentation de vascularité qu'il faut rapporter la résorption, la diminution de l'os dans les points soumis à cette cause. Un fait, qui vient encore à l'appui de cette manière de voir, est tiré des changements subis par les extrémités osseuses dans les luxations anciennes et non réduites. La tête de l'os luxé affecte de nouveaux rapports dans lesquels elle est comprimée par les tissus qu'elle distend. Il en résulte un aplatissement, une déformation qui la fait s'accommoder à la nouvelle surface de l'os de réception; celle-ci, comprimée à son tour par la tête dans sa nouvelle position, éprouve une raréfaction qui peut aller jusqu'à la perforation de l'os.

C'est surtout dans la nécrose que le travail réparateur de l'os est intéressant. Cette affection, provoquée vraisemblablement par l'oblitération des vaisseaux, rendue plus facile par la résistance de leurs parois, est d'autant plus importante que dans les os une nouvelle circulation ne s'établit qu'avec difficulté. Les vaisseaux du périoste, du tissu osseux et de la moelle, solidaires dans leur action, fourniront la substance osseuse et répareront la perte occasionnée par la destruction de la membrane périostique ou de couches osseuses. Nous savons, en effet, qu'après la destruction du périoste, Troja a obtenu la réparation de l'os, comme nous savons aussi qu'il peut se produire dans le même cas des couches internes compensant la perte occasionnée à l'extérieur, et réciproquement si la nécrose siégeait dans les couches centrales; le périoste et l'os concourent à sa réparation.

La formation des exostoses, due évidemment à l'exsudation vasculaire, semble en opposition avec les faits que nous énoncions précédemment, c'est-à-dire avec la résorption de tissu si la vascularité augmente. Mais, dans les cas d'exostose, il y a évidemment une cause générale qui trouble la nutrition et qui nous explique la symétrie de certaines formes d'exostoses congénitales.

Quant aux affections générales, nous savons avec quelle lenteur elles finissent par atteindre le tissu osseux. Ne peut-on attribuer ce fait à la circulation si peu active dans l'os, de telle sorte que la syphilis ne s'y manifeste que comme accident tertiaire? De même pour la scrofule qui n'arrive à l'os qu'après avoir exercé ses ravages sur les parties molles.



---

Paris. — A. Parent, imprimeur de la Faculté de Médecine, rue Monsieur-le-Prince, 31.

www.ingramcontent.com/pod-product-compliance
Ingram Content Group UK Ltd.
Pitfield, Milton Keynes, MK11 3LW, UK
UKHW021018200726
13857UKWH00004B/1486

9 782012 997219